AF144927

Liebe Mandala-Liebhaber,

es freut mich, dass Sie sich für diese Mandala-Ausgabe ent-
schieden haben.

Nicht ohne Grund können Kinder und Erwachsene sich
stundenlang mit Mandalas beschäftigen. Das Ausmalen er-
fordert Geduld, Farbgefühl, Kreativität und Konzentration.
Das Mandala wird so zum individuellen Erlebnis und zum
persönlichen Kunstwerk.

Mandalas werden bis in die heutige Zeit als Meditationshil-
fe verwendet. Die Anordung um ein Zentrum hilft bei der
Findung der inneren Mitte und entspannt den Geist in einer
heutzutage immer schneller und lauter werdenden Umwelt.

Es macht Spaß, die Wirkung beim Ausmalen selbst zu er-
leben!

**Die von mir entworfenen Mandalas in etlichen Ausgaben
haben sich seit dem erstmaligen Erscheinen zu Bestsel-
lern entwickelt. Das hat mich darin bestärkt, die erfolg-
reiche Reihe fortzusetzen und auch in Zukunft weitere
neue Mandalas zu gestalten und diese zu veröffentlichen.**

Ihr Andreas Abato

**Bücher von Andreas Abato sind im örtlichen Buchhandel
bestellbar und über den online-Handel erhältlich.**

Printed in Germany · Herstellung und Verlag: BoD - Books on Demand, Norderstedt · Zeichnungen: Andreas Abato
ISBN 978-3-7357-1779-5

Die Bedeutung der Farben

Rot   Liebe, Leidenschaft, Ausdauer, Kaft

Blau   Ruhe, Kühle, Entspannung, Frieden

Gelb   Licht, Aktivität, Freude, Freiheit

Orange   Lebensenergie, Freude, Mut

Grün   Natur, Kraft, Leben, Hoffnung

Rosa   Weiblichkeit, Sanftmut

Violett   Selbstbestimmung, Geist, Glaube

Schwarz Würde, Standhaftigkeit

Weiß   Unschuld, Reinheit, Klarheit

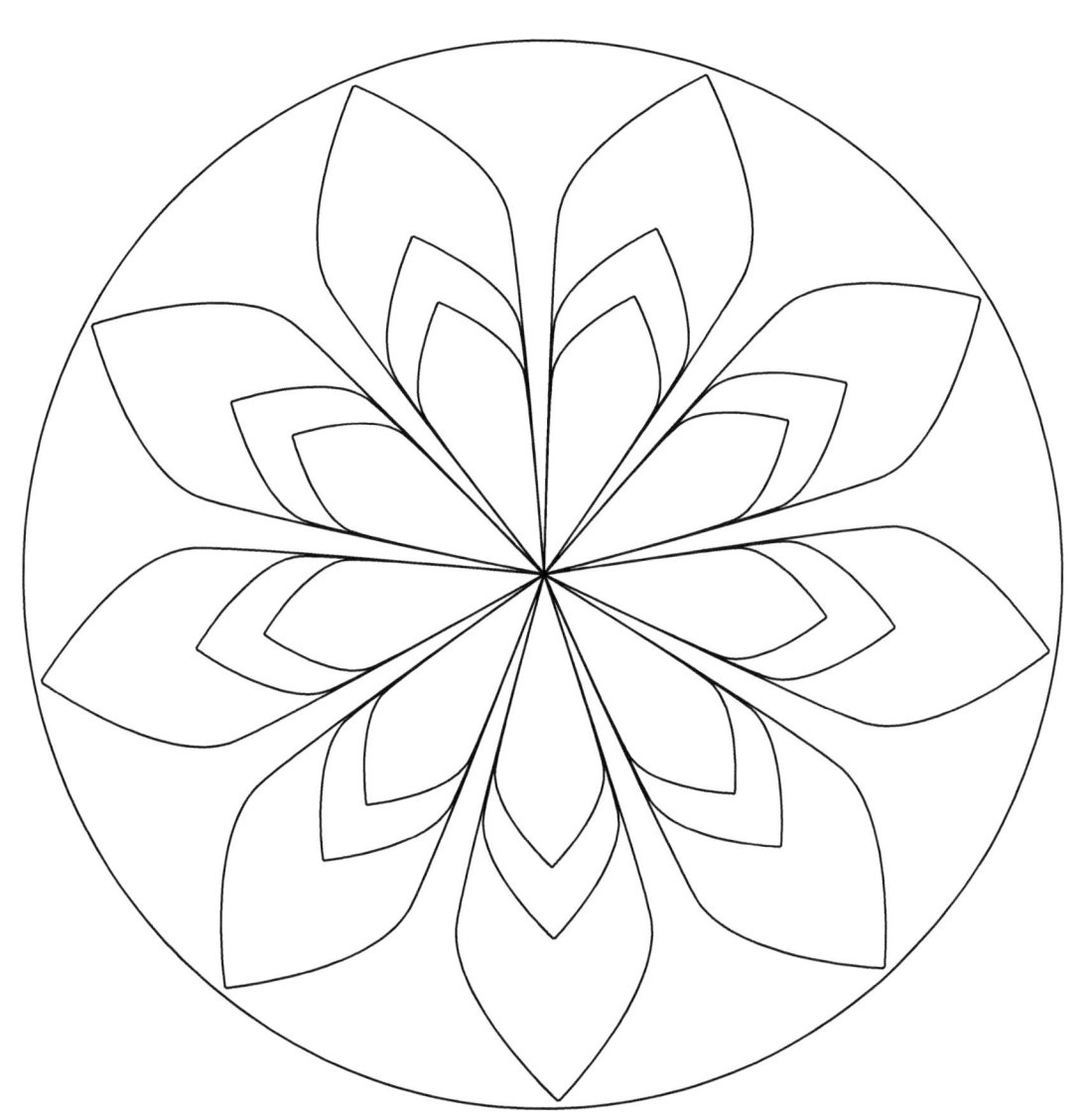

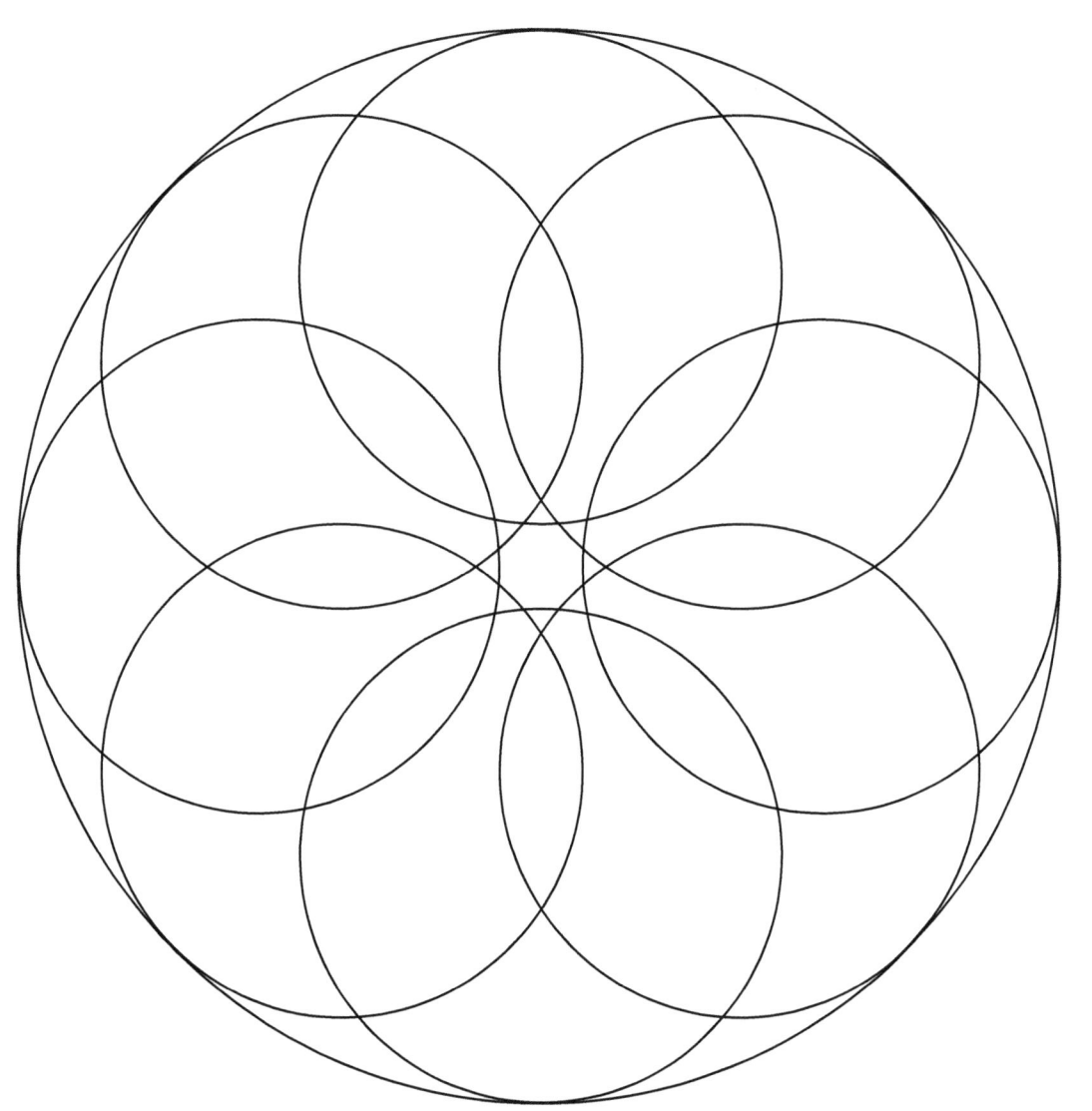

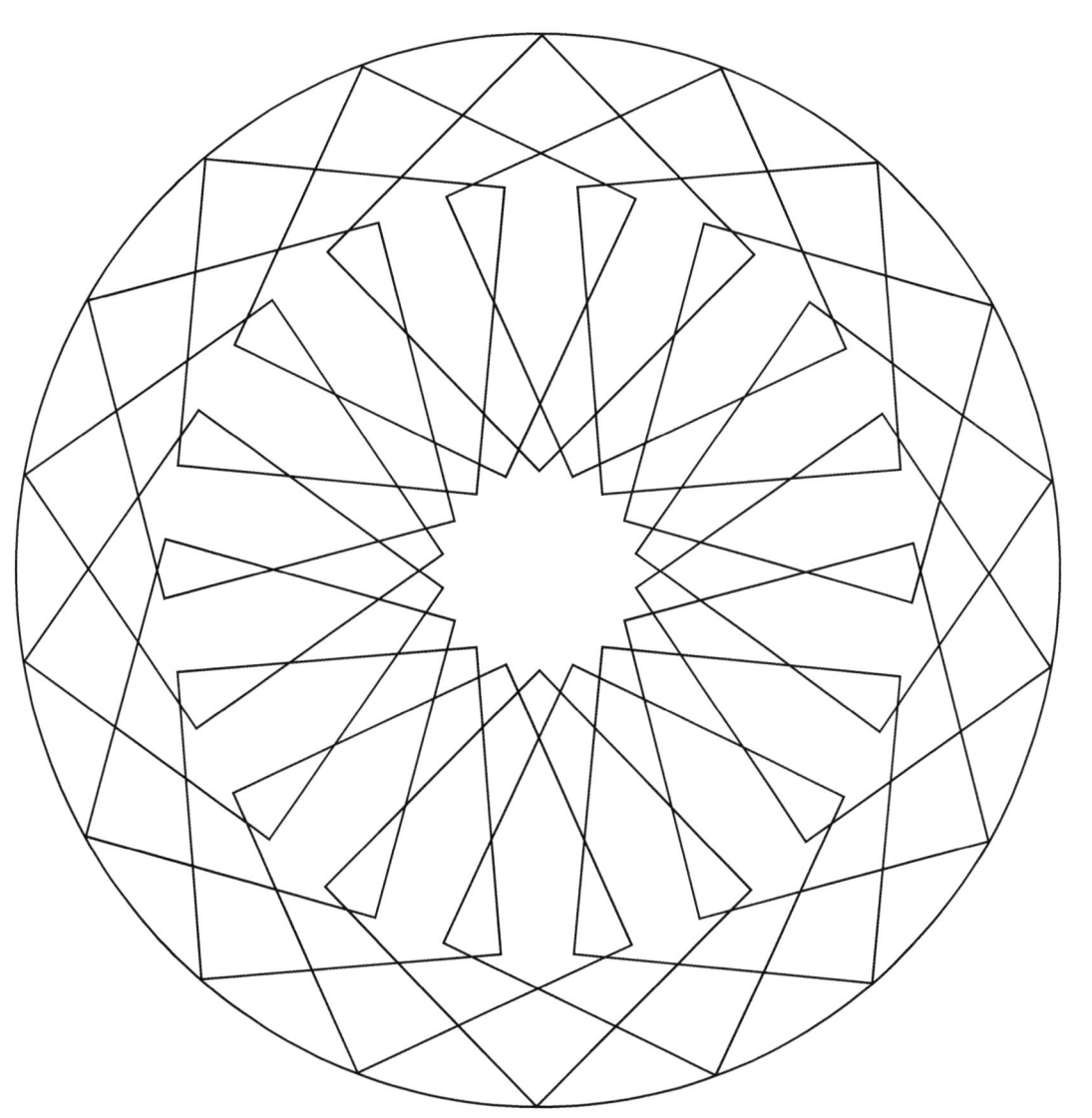

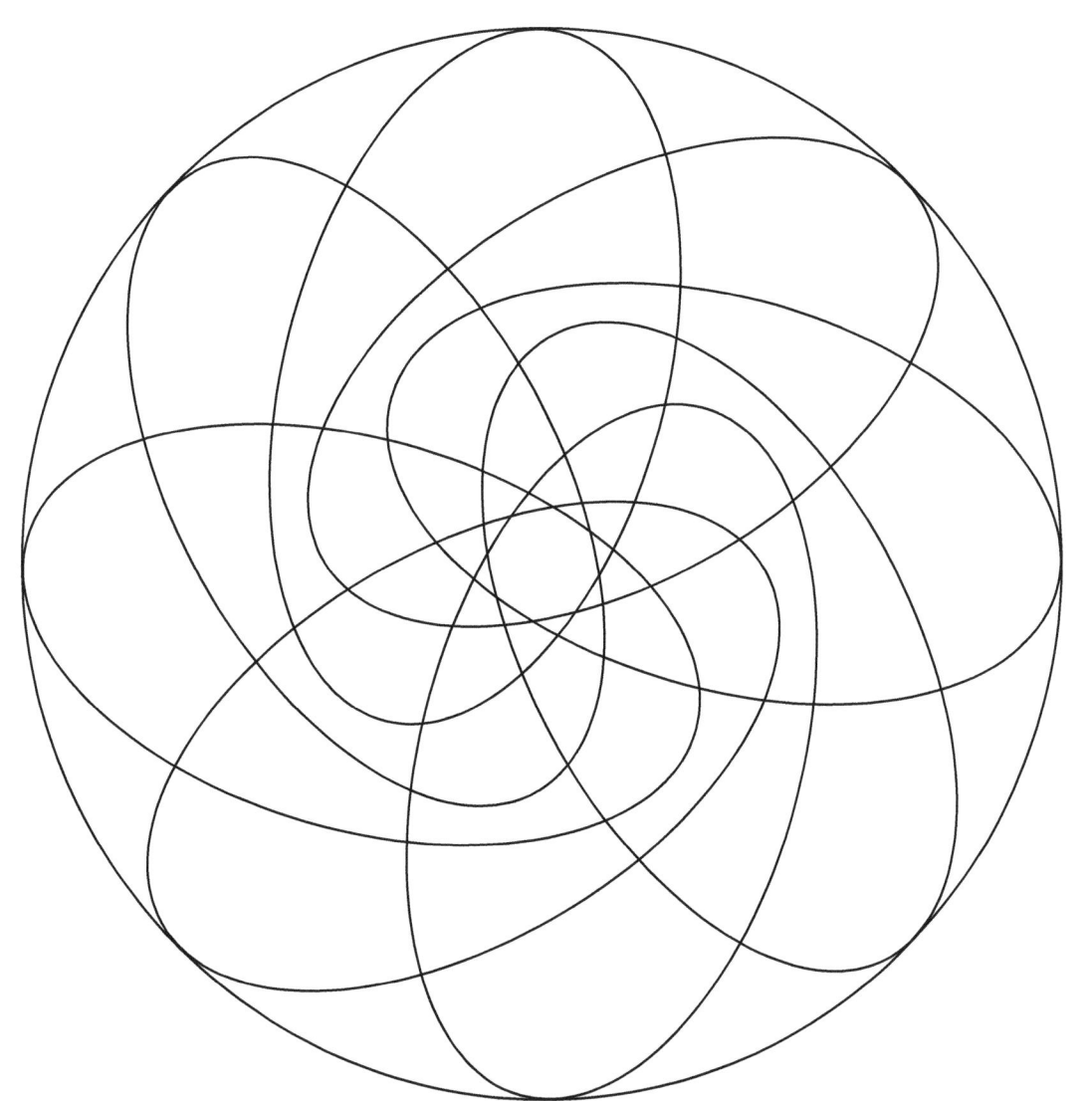

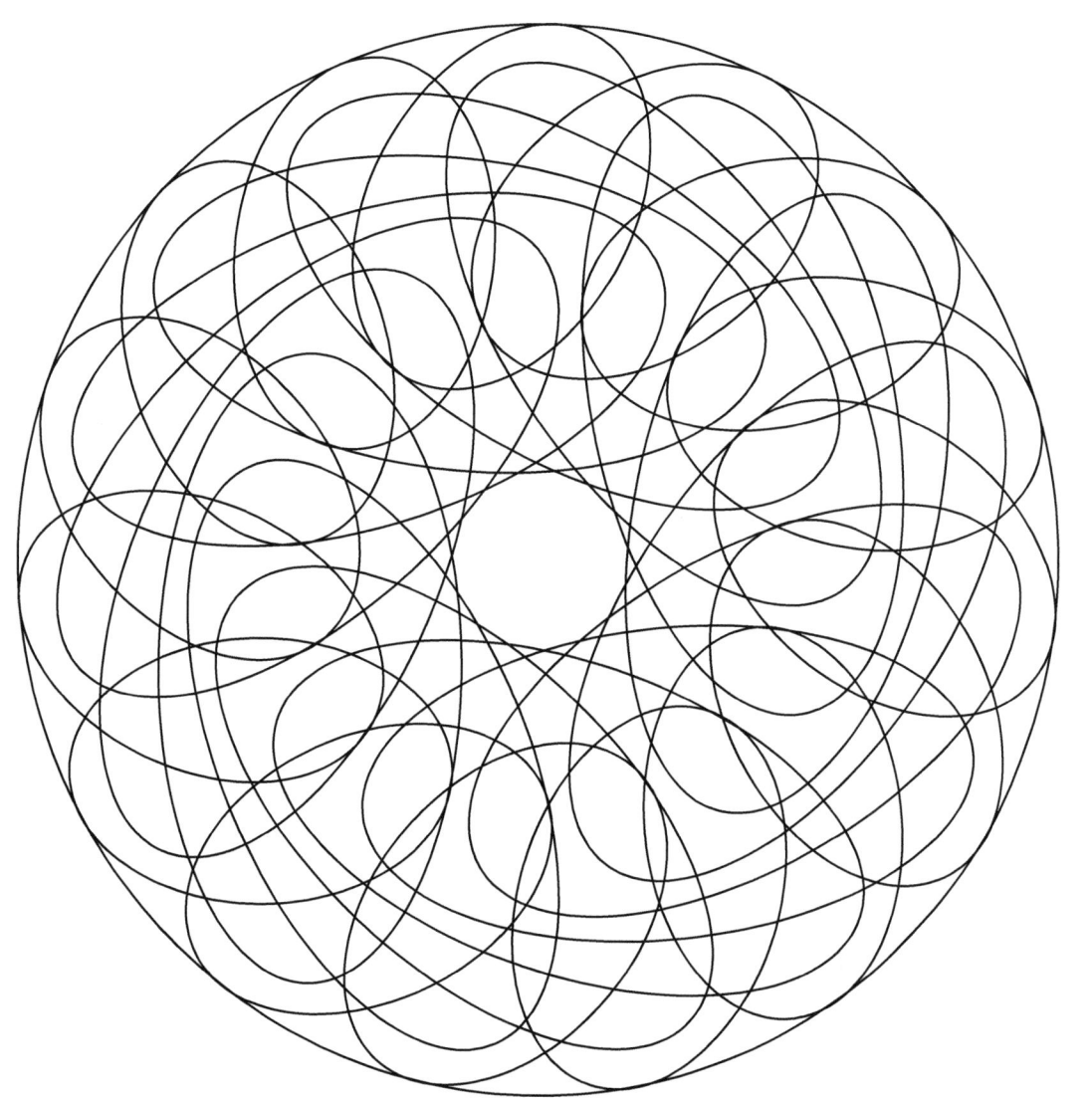

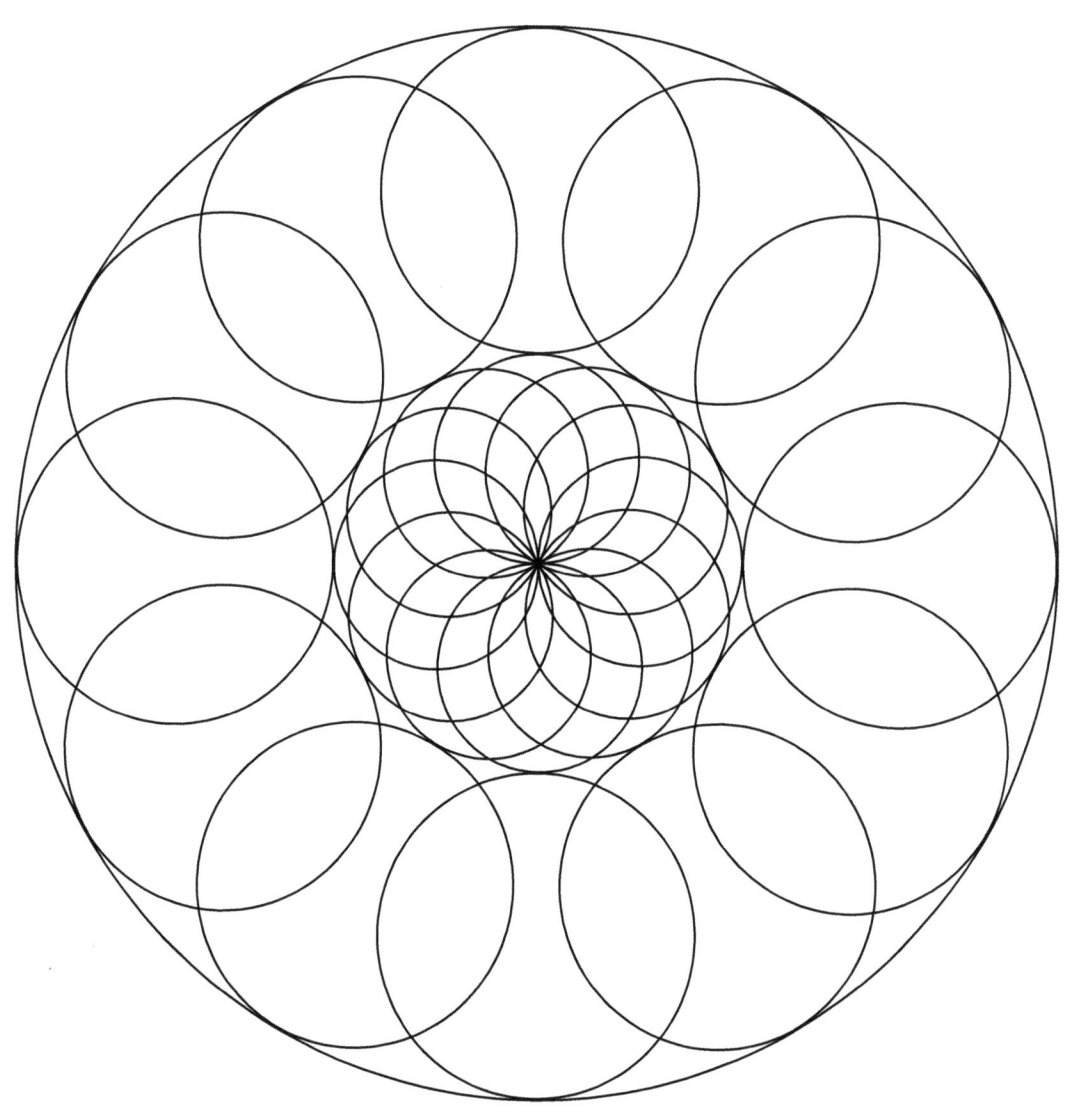

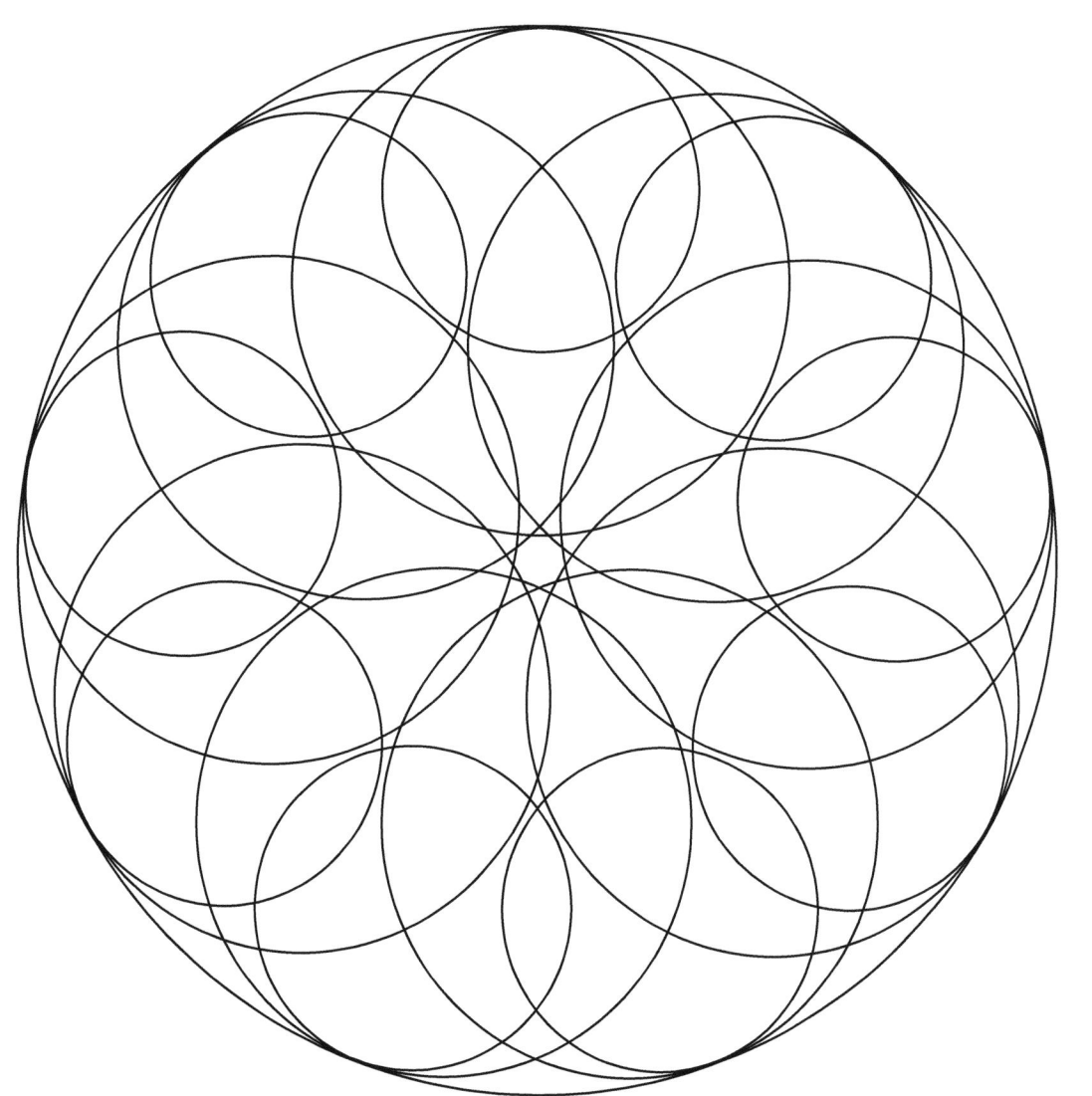

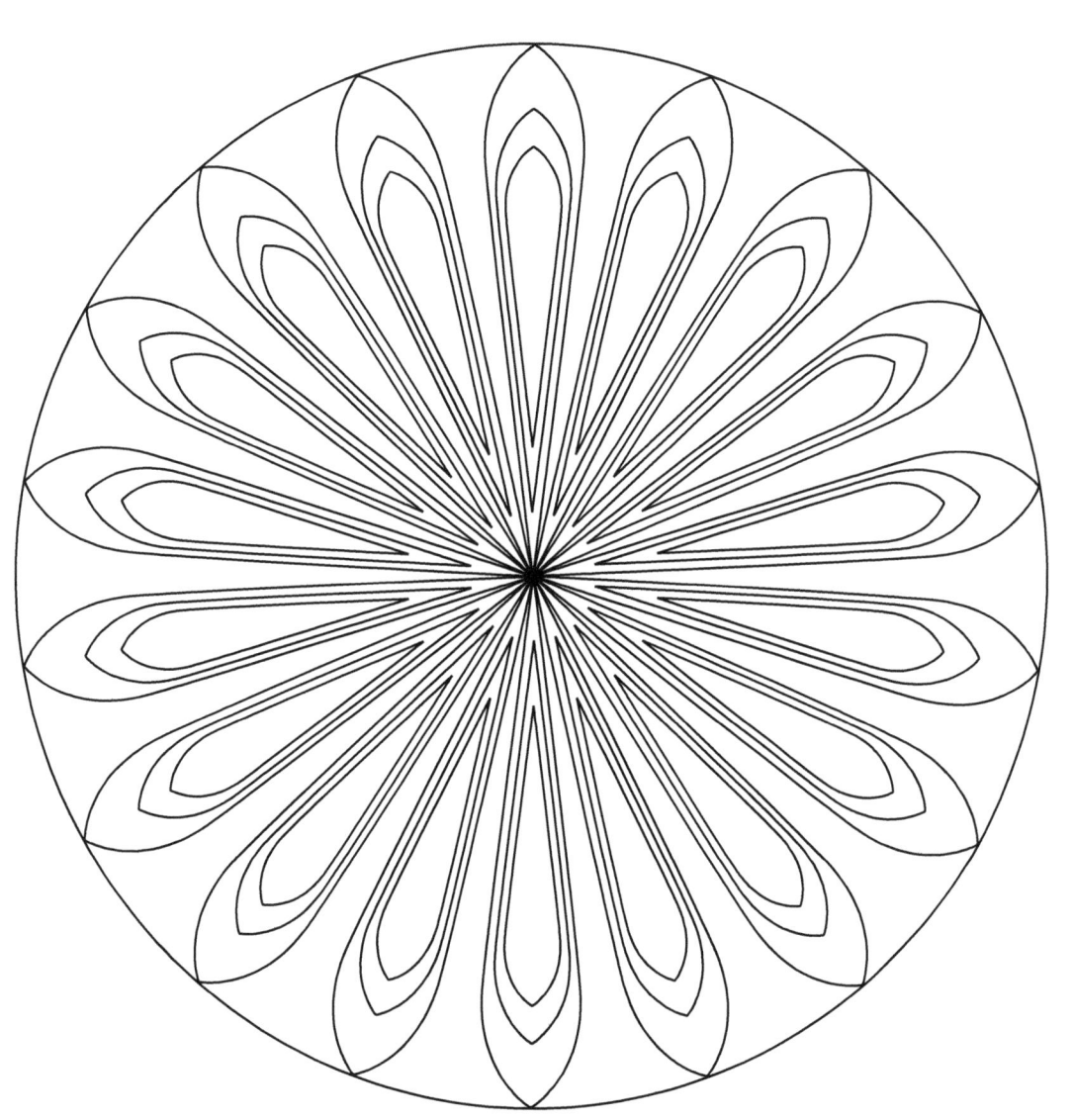

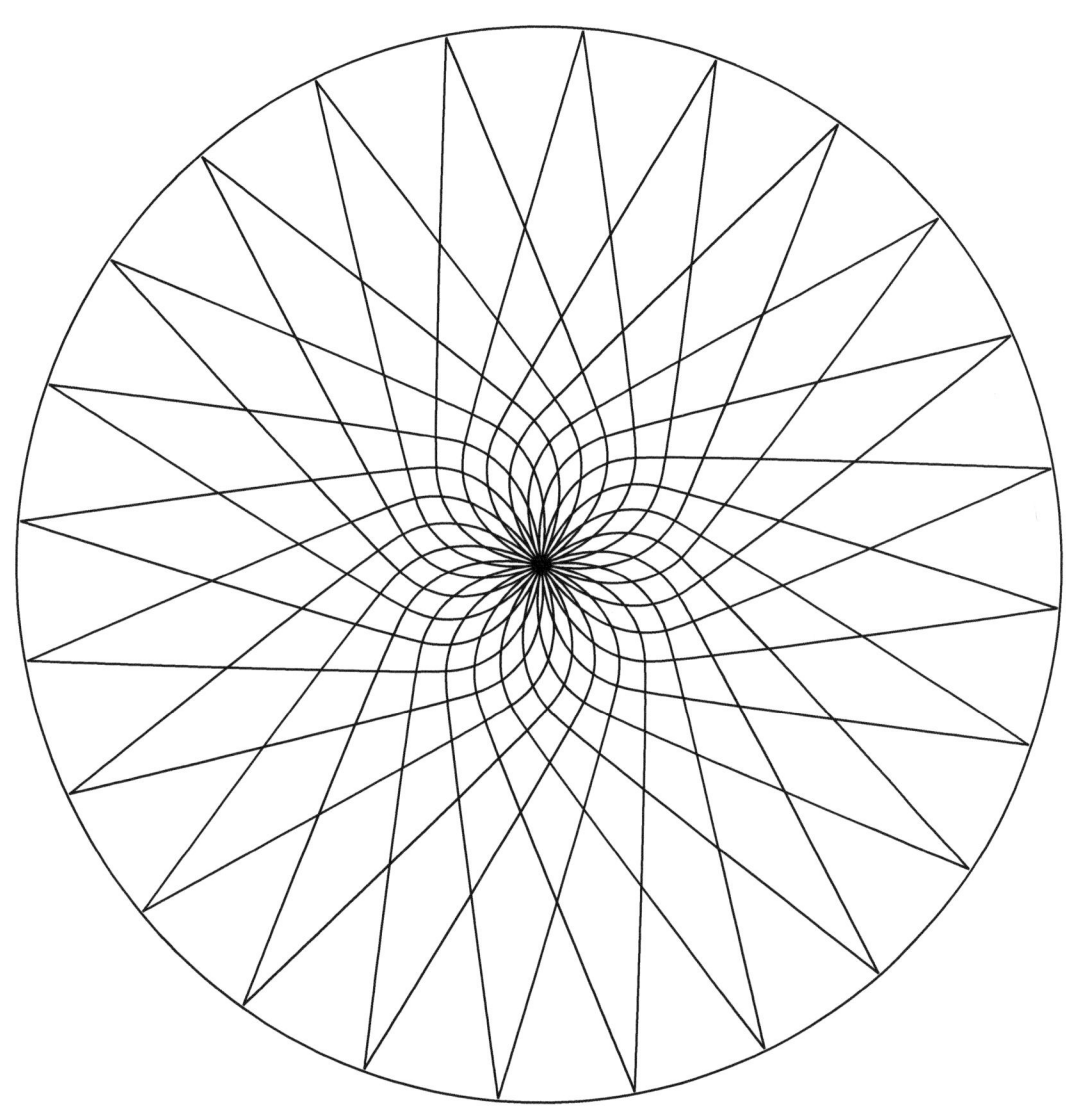

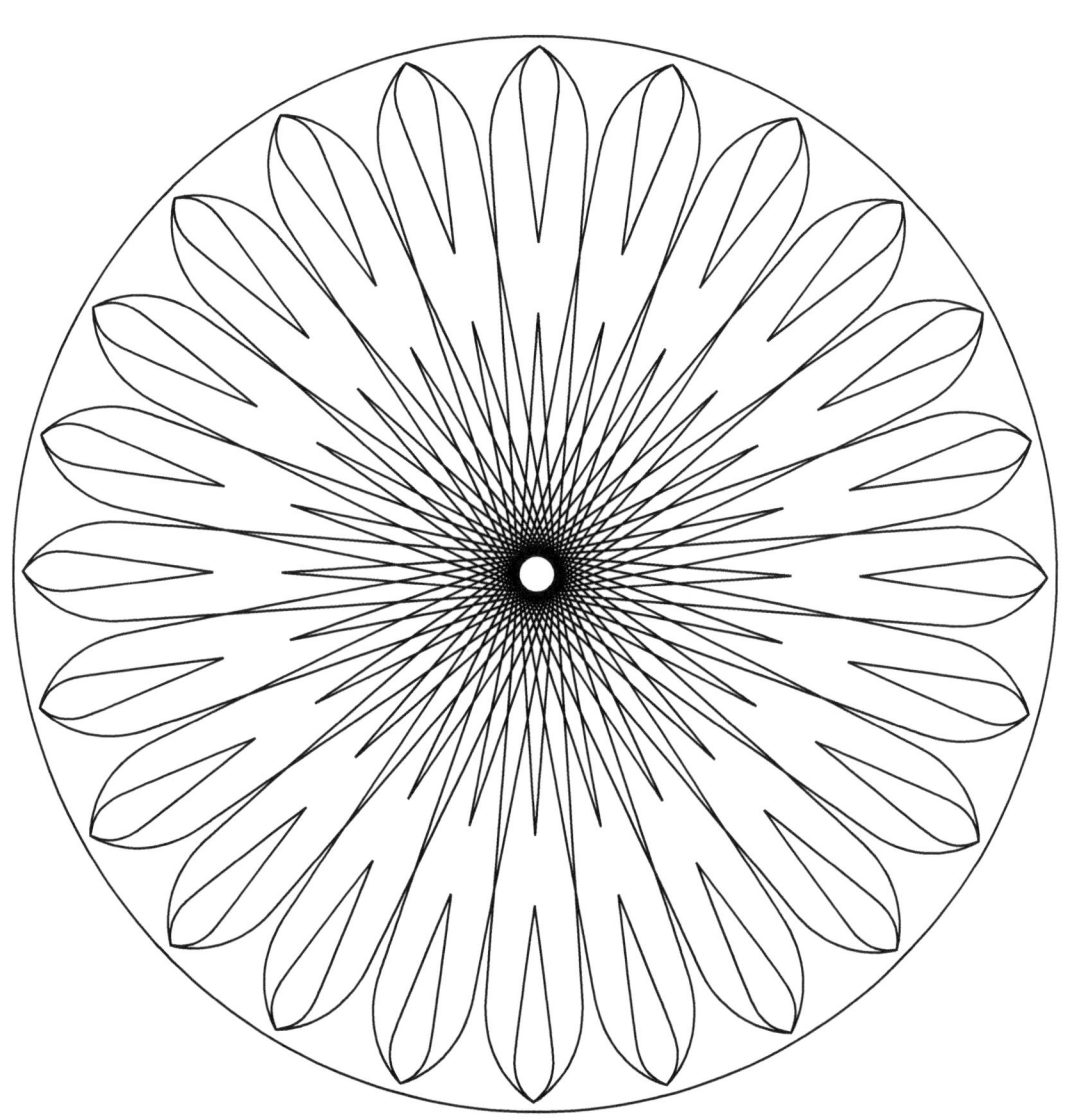

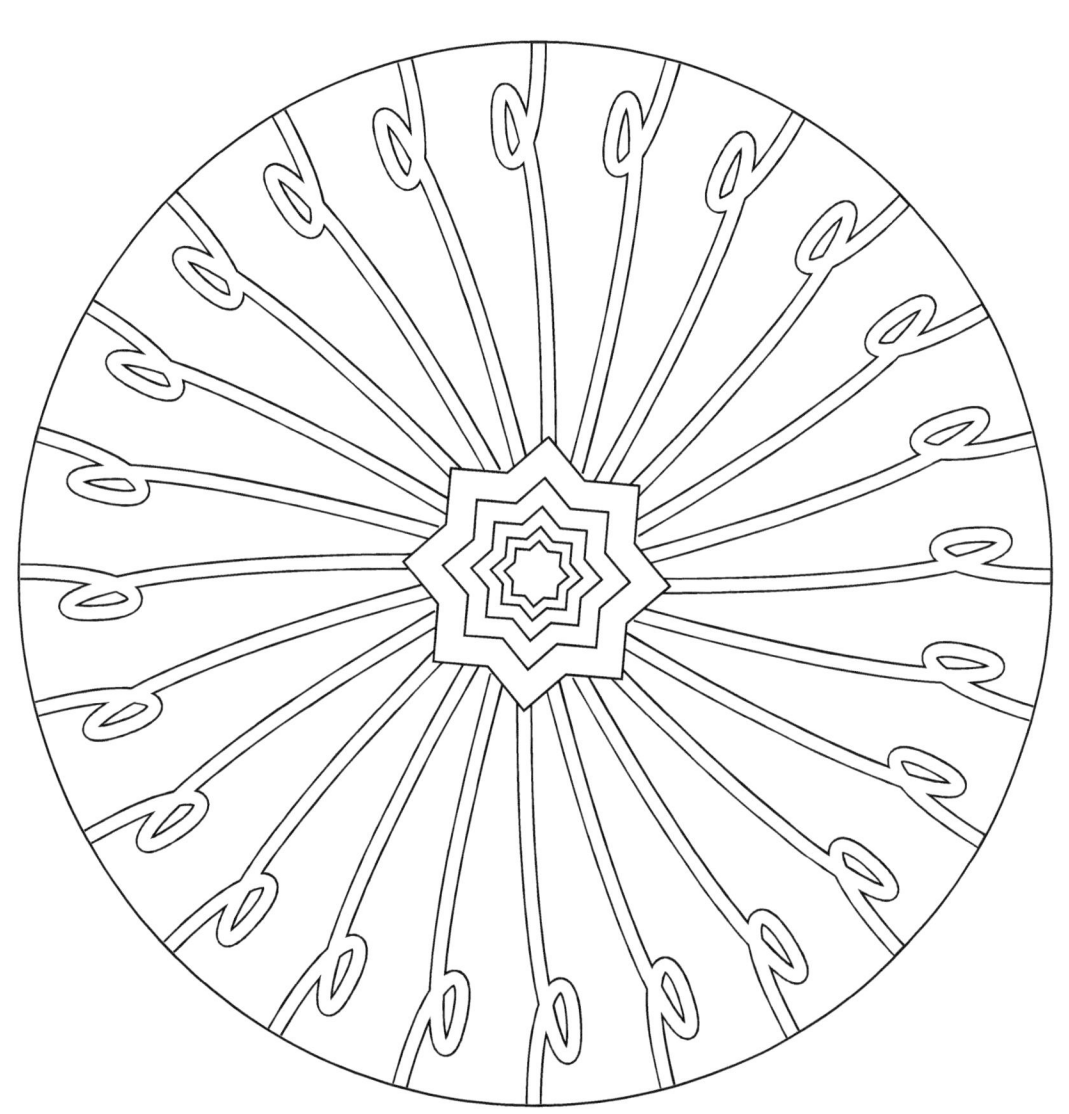

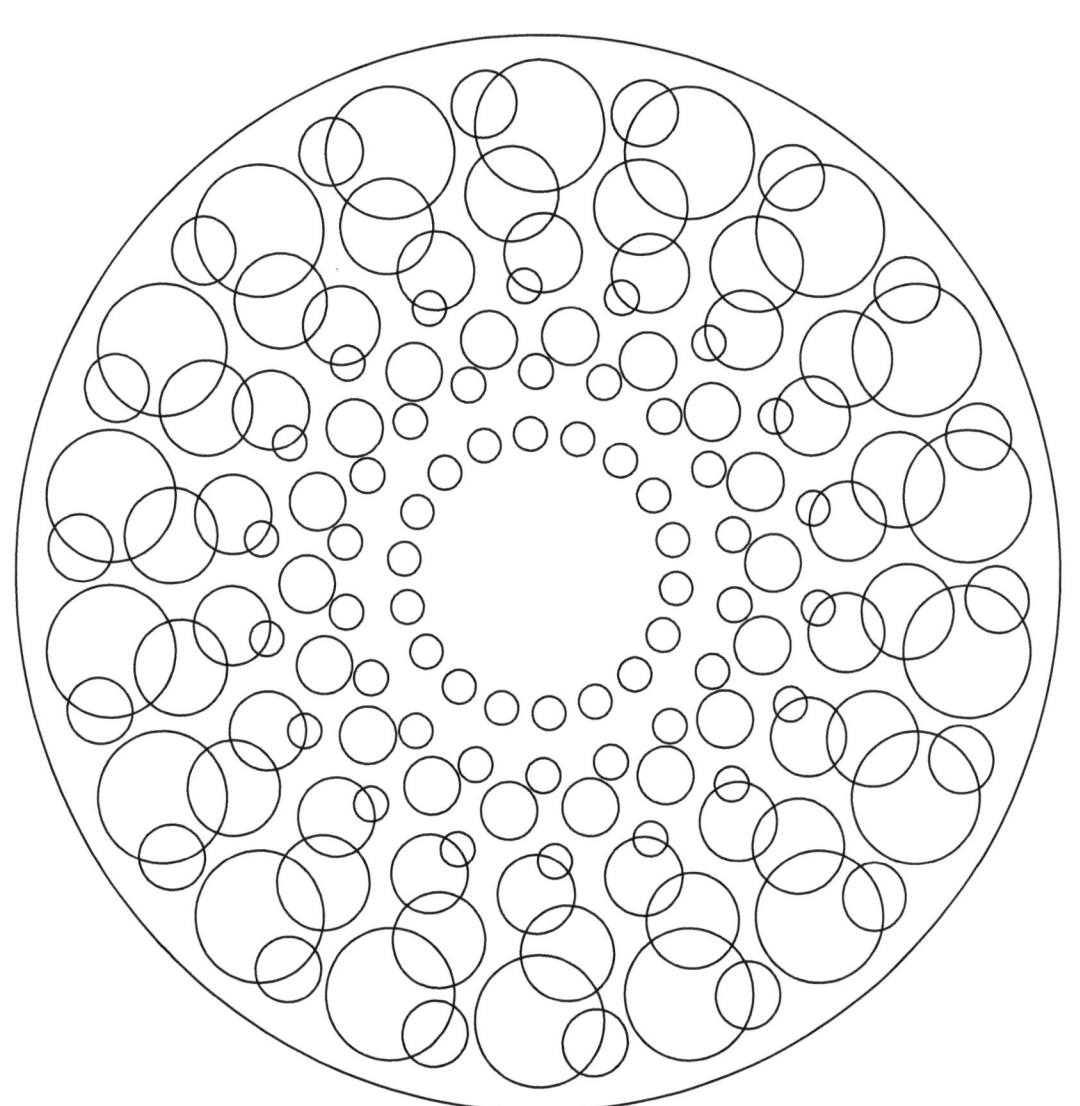

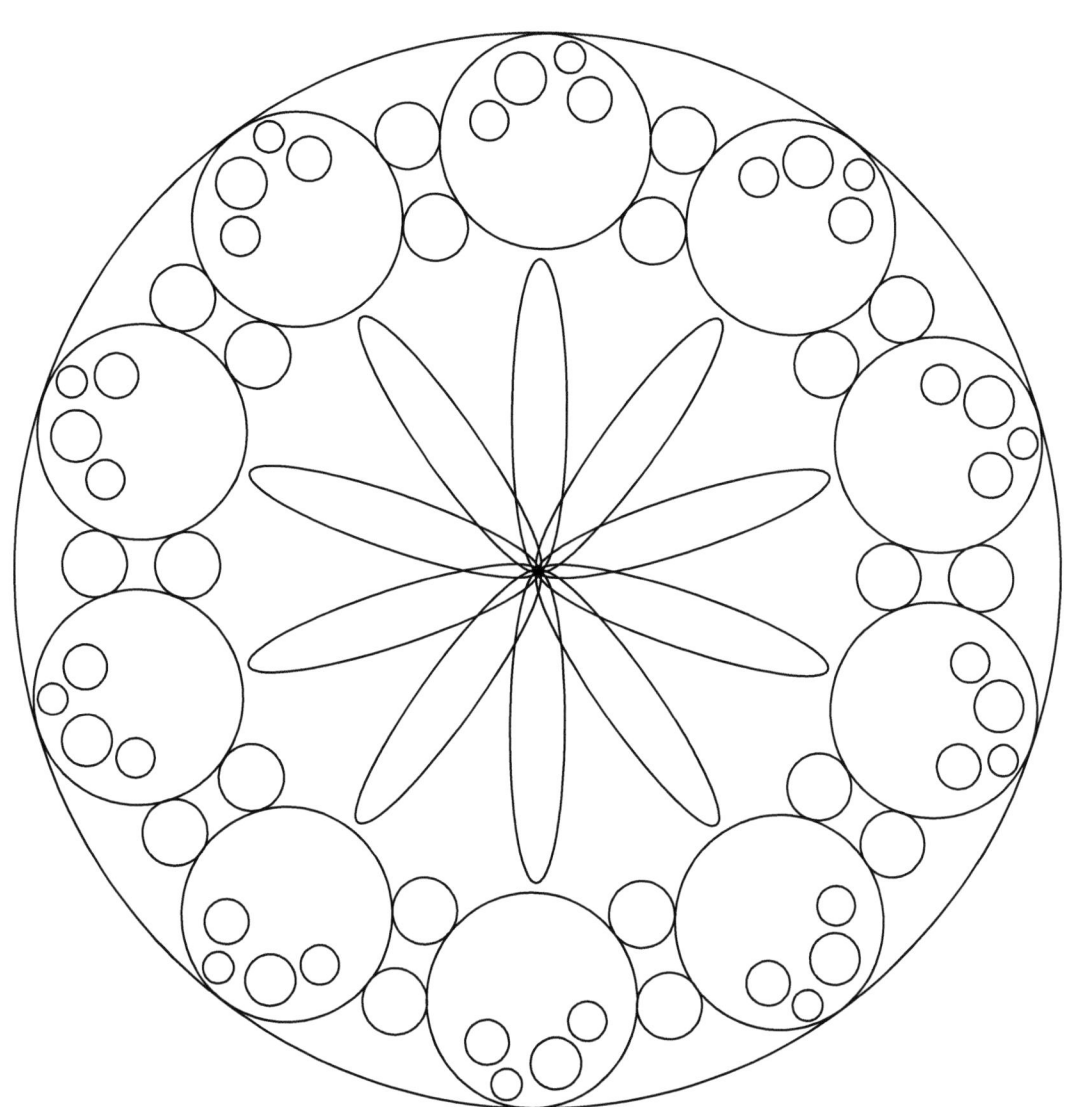

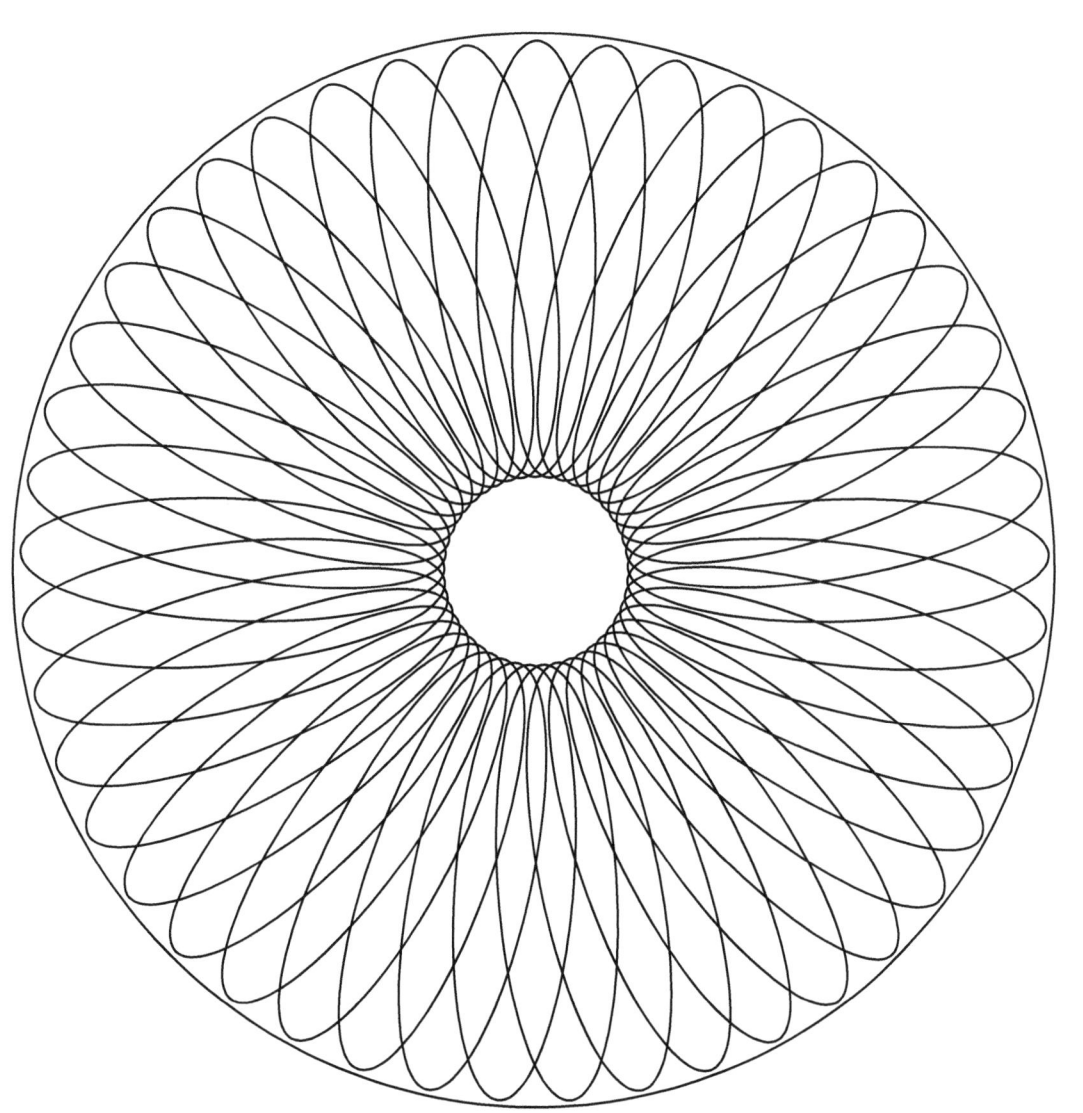

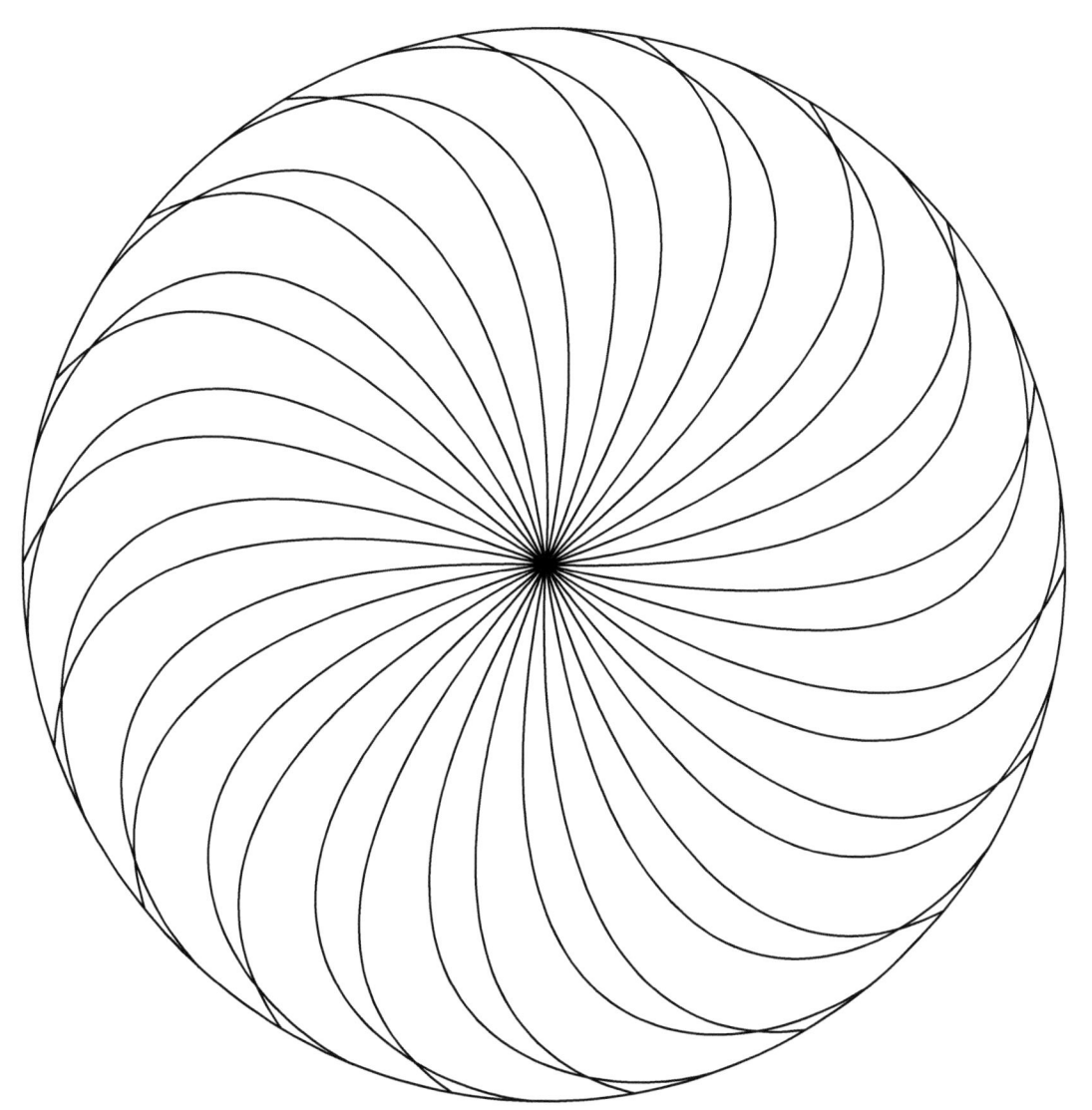

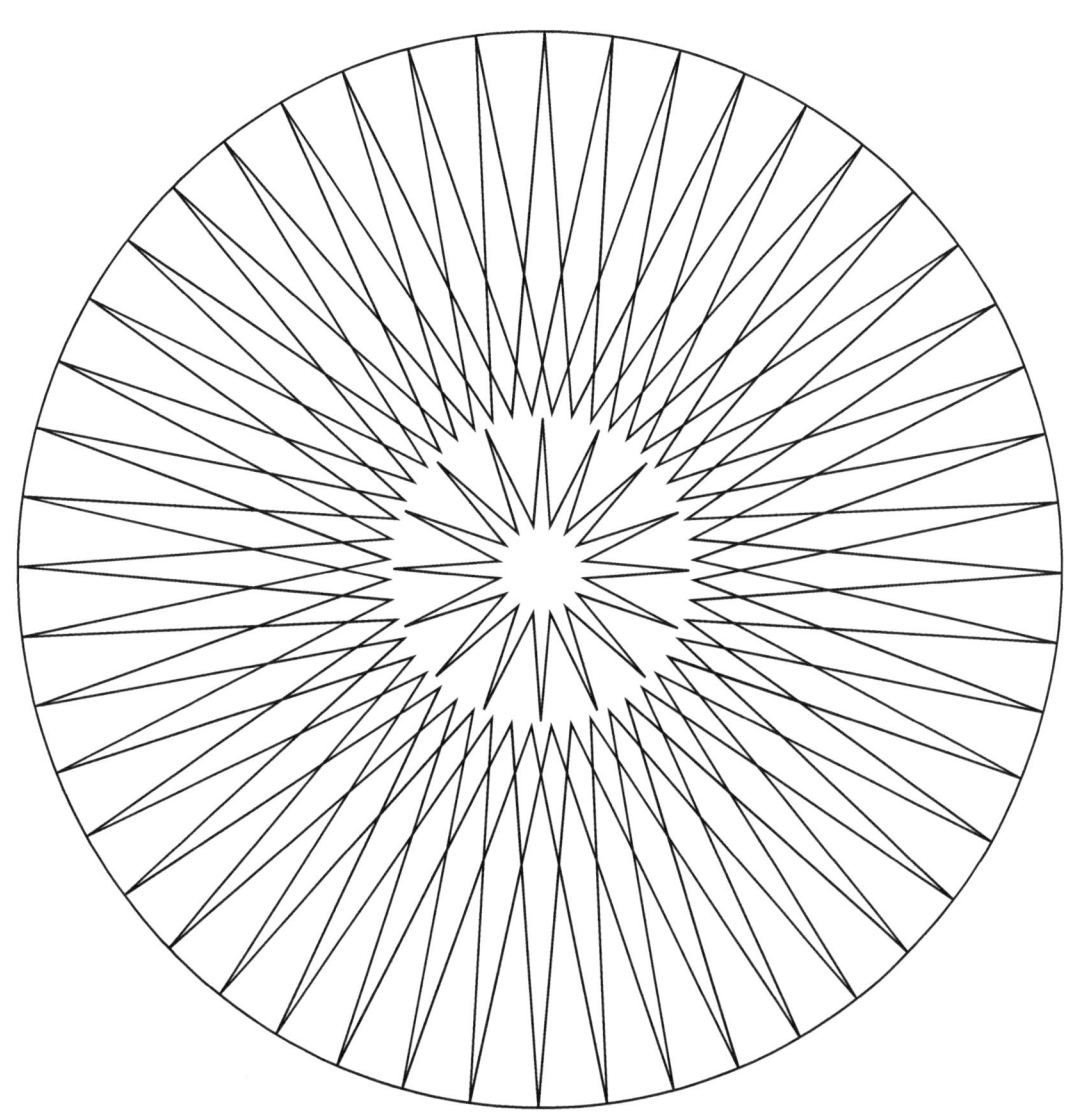

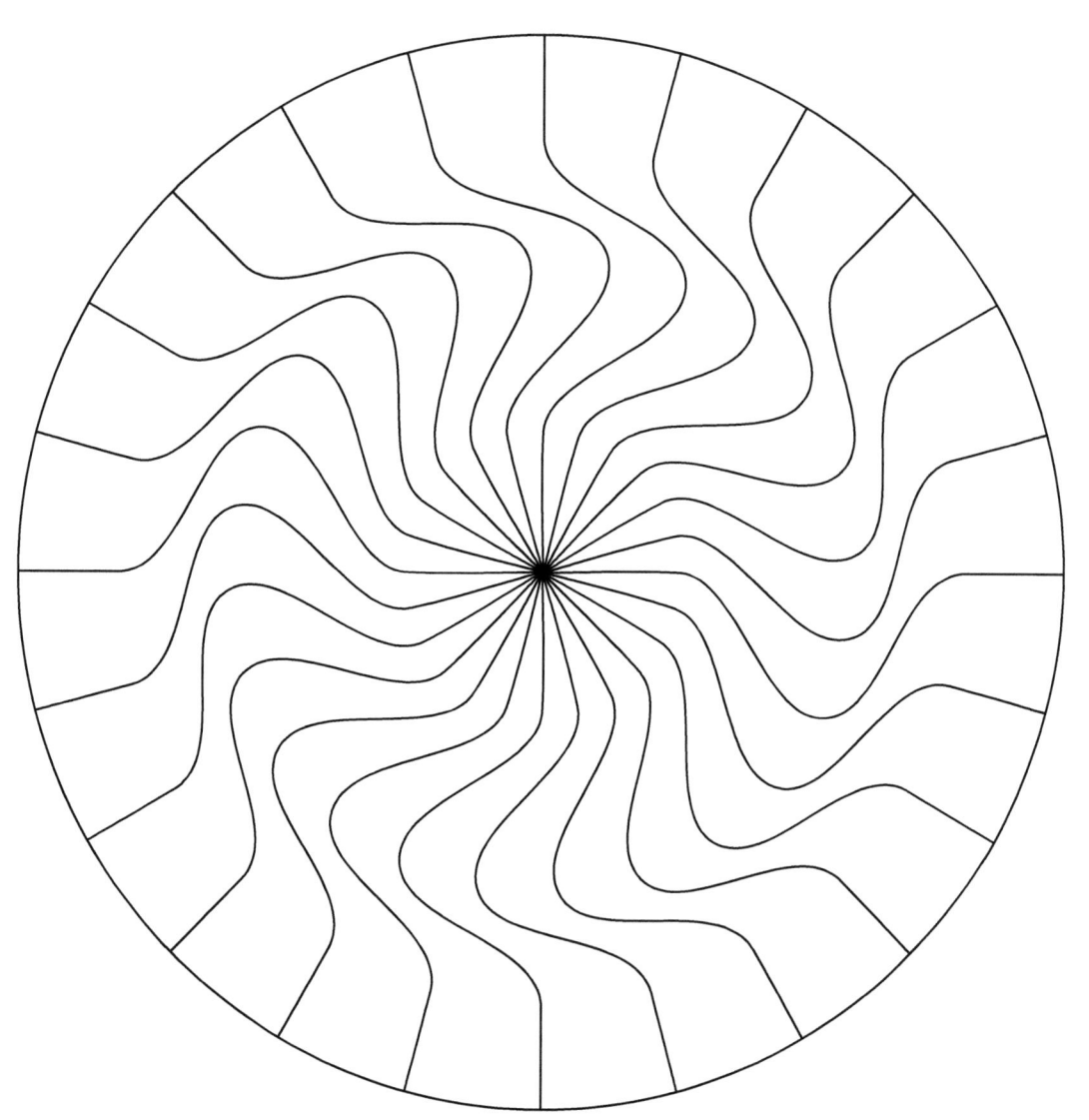

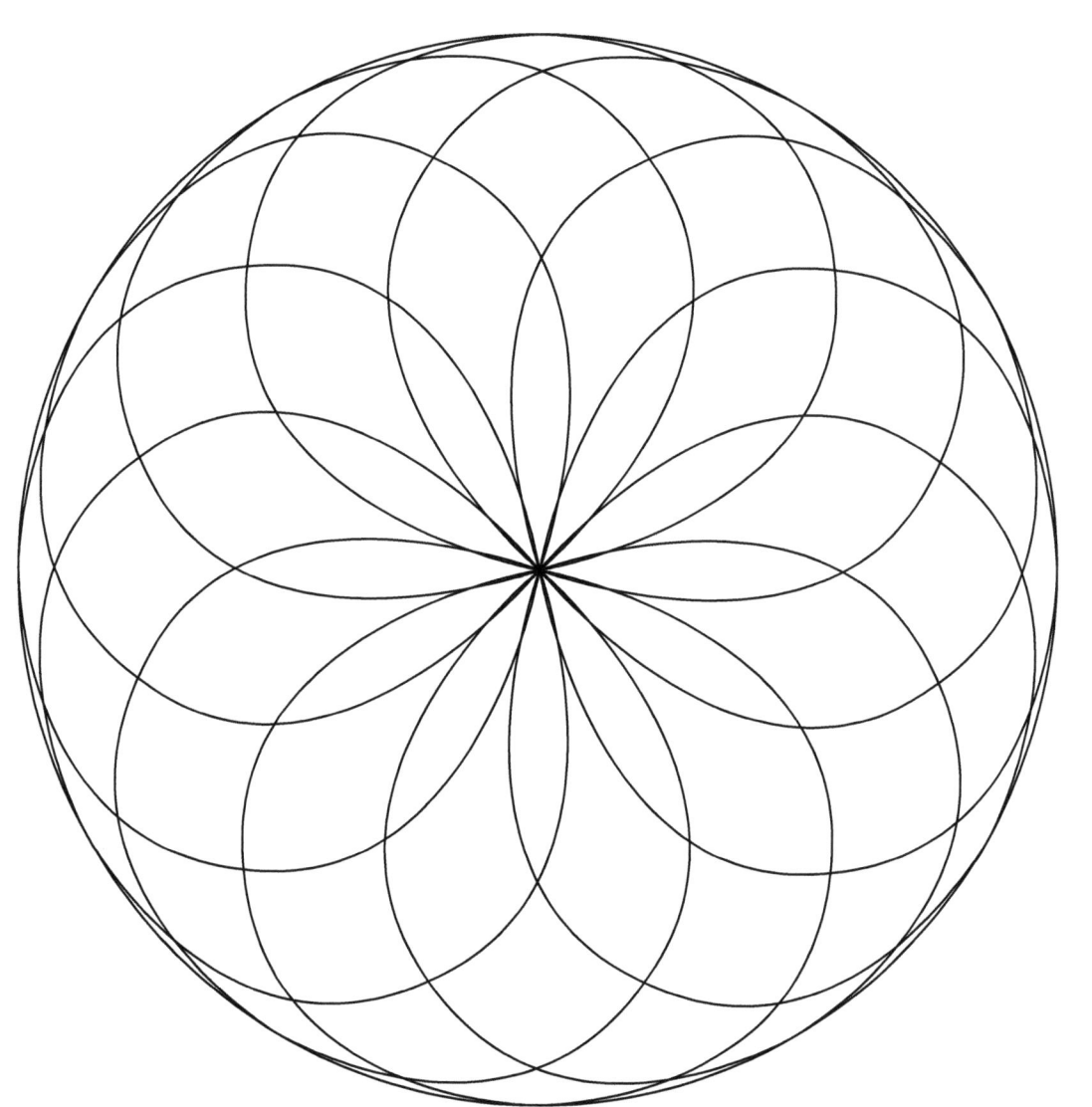

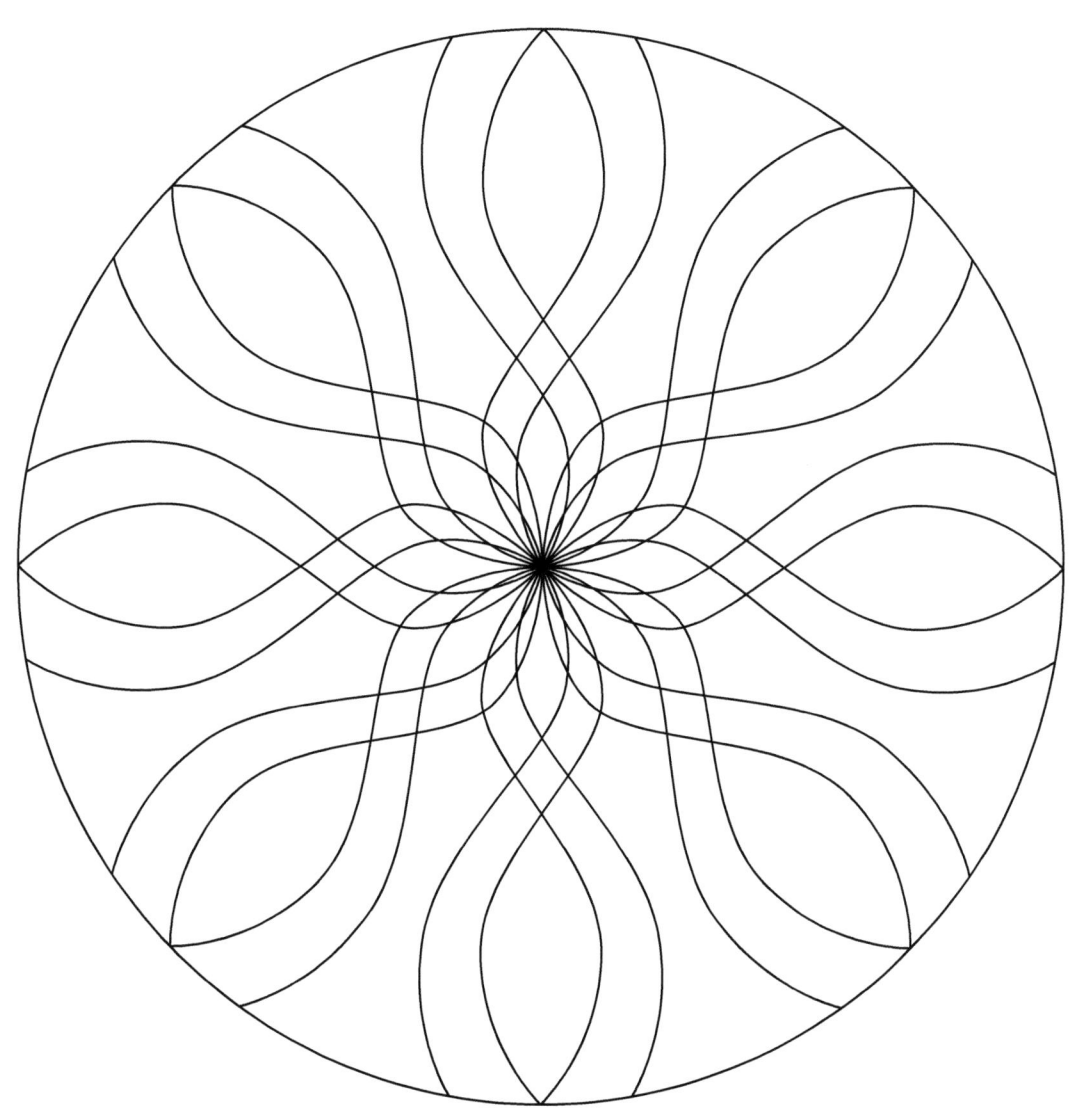

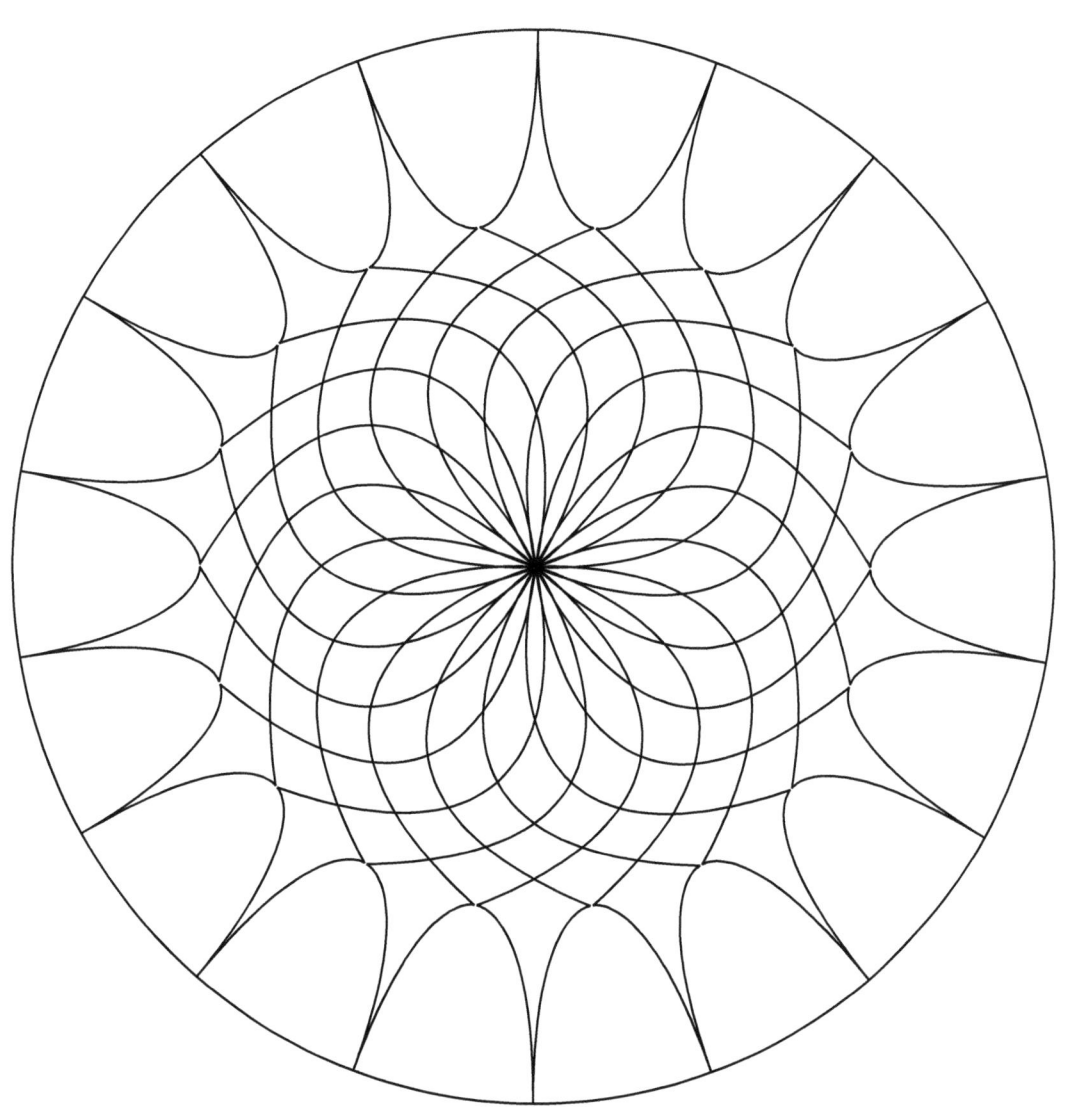

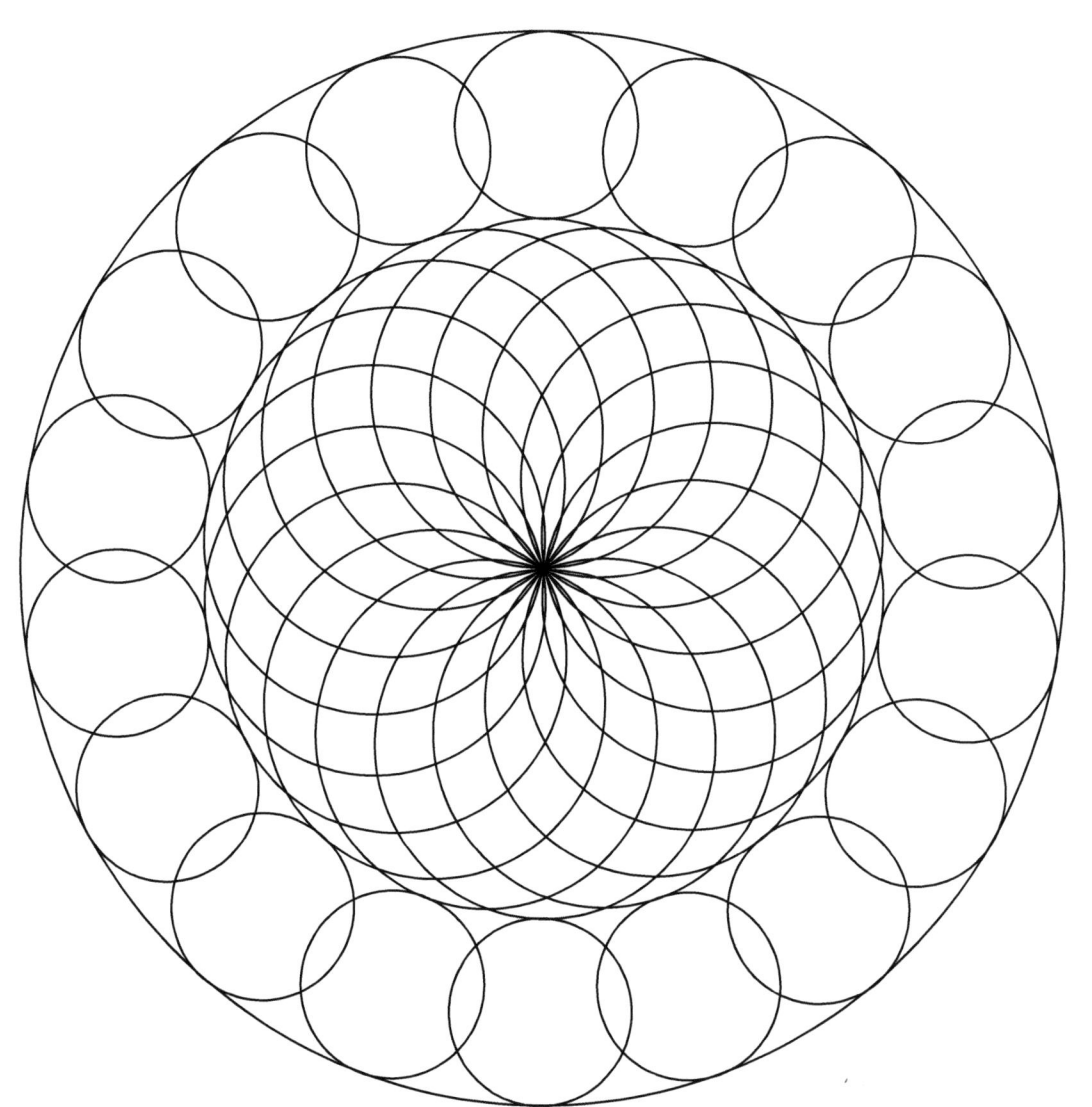

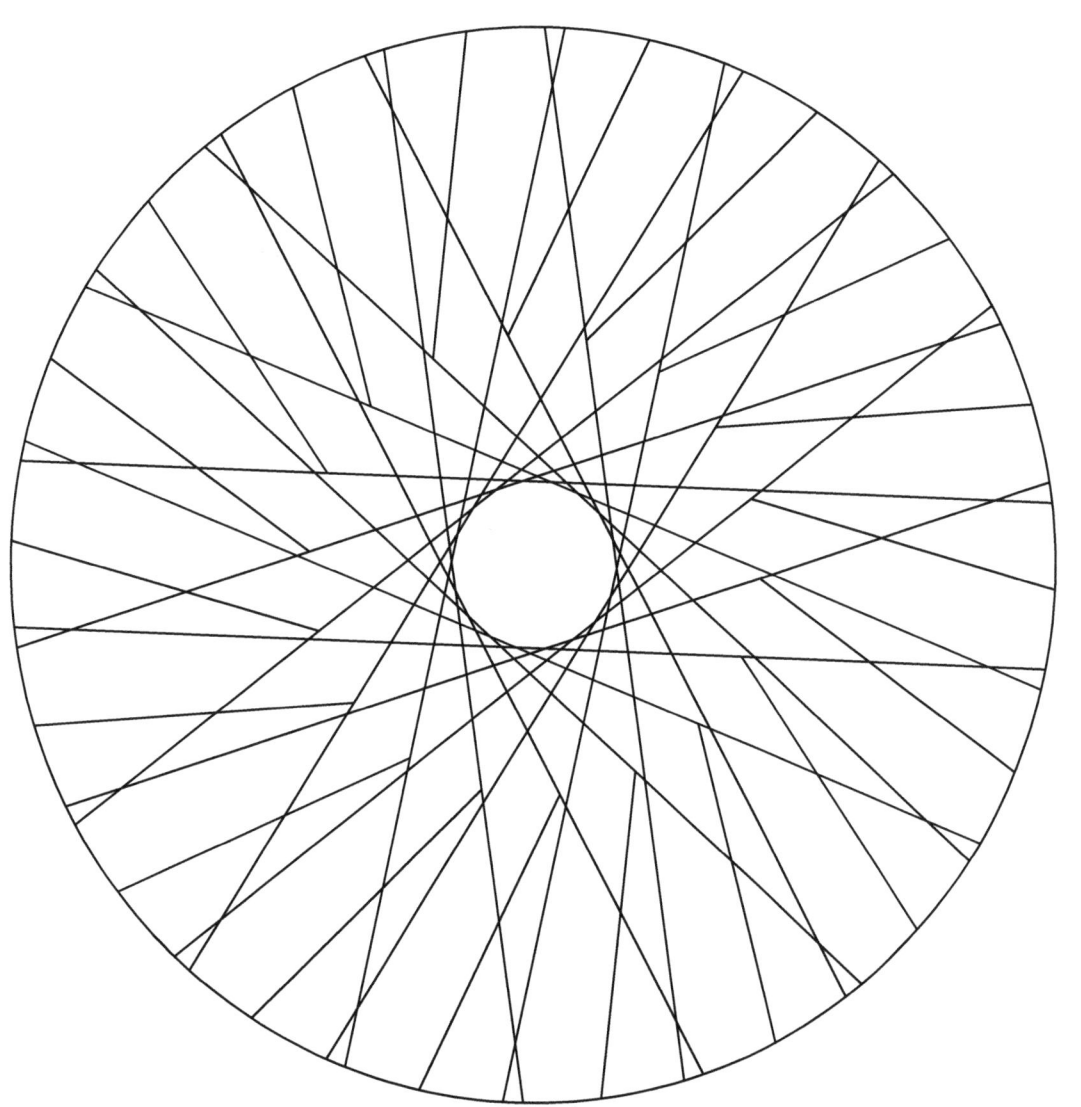

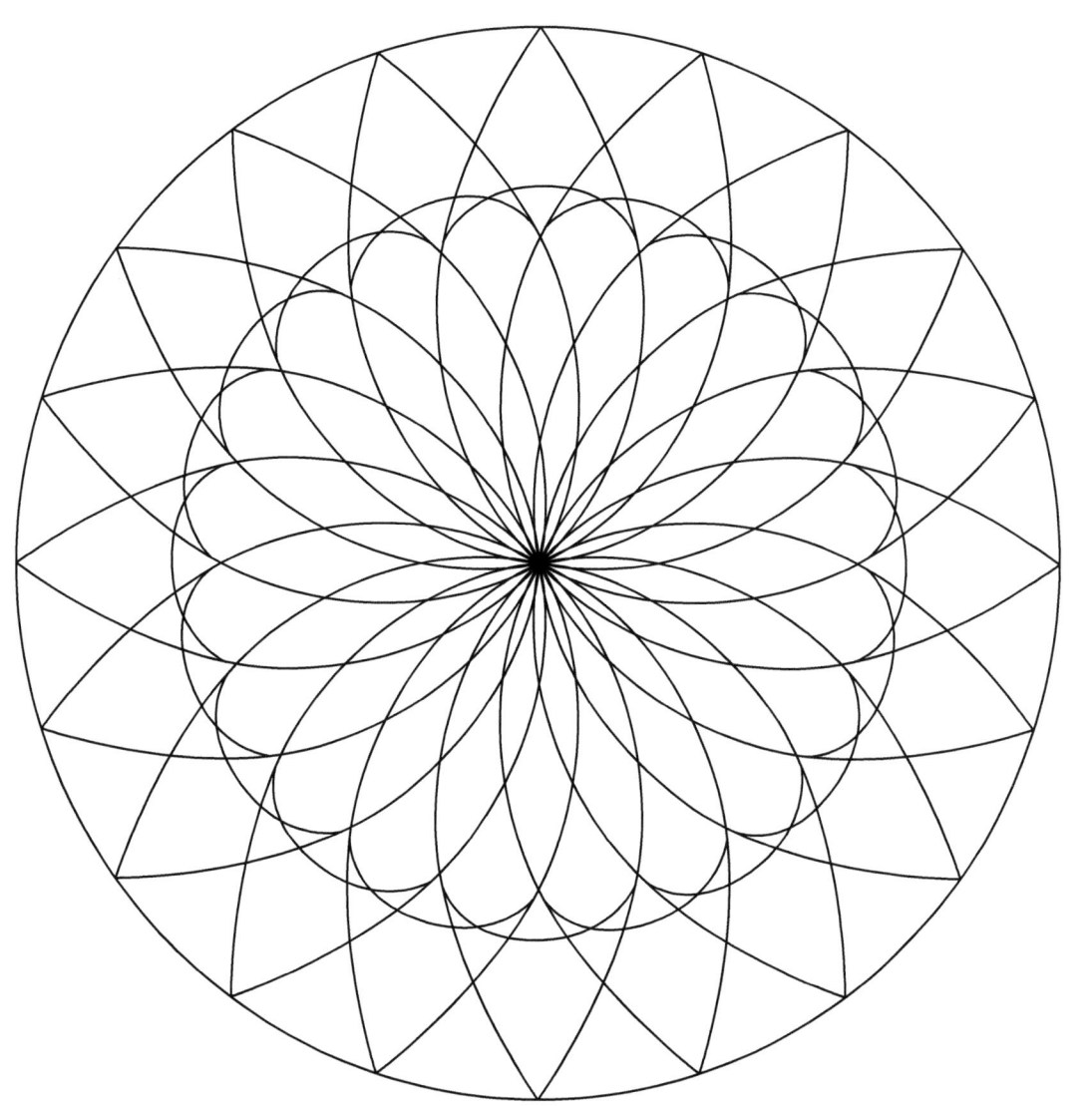

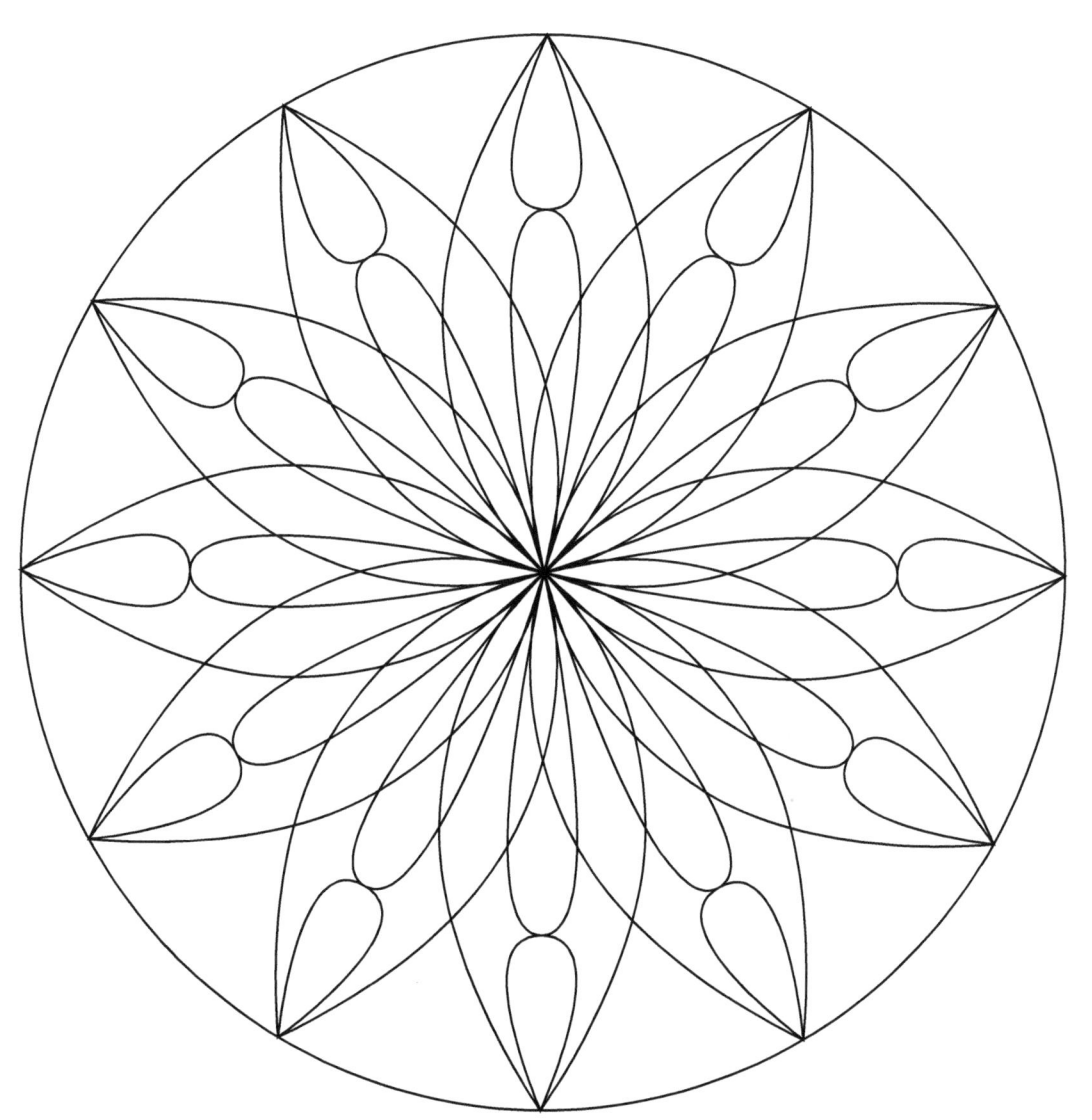

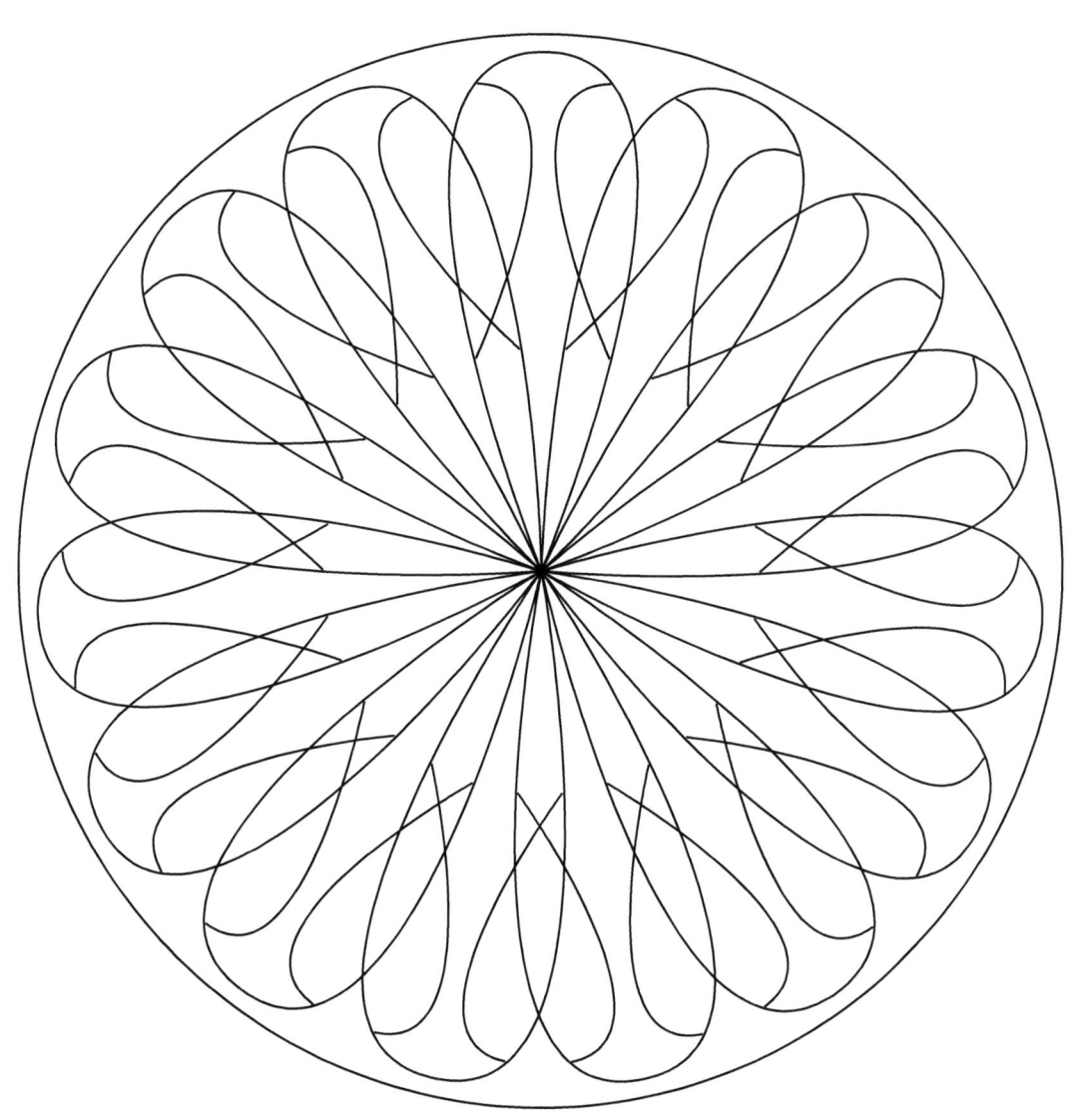

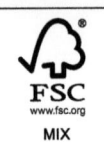